AF586488

ÉTUDE CLINIQUE

SUR L'ÉPILEPSIE

PAR

MALFORMATION DU CRANE

PAR

Jules JOBARD,
Docteur en médecine de la Faculté de Paris,
Ancien externe des hôpitaux.

PARIS
A. PARENT, IMPRIMEUR DE LA FACULTE DE MEDECINE
29-31, RUE MONSIEUR-LE-PRINCE, 29-31.

1878

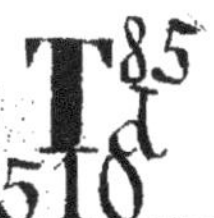
T85 518

ÉTUDE CLINIQUE

SUR L'ÉPILEPSIE

PAR

MALFORMATION DU CRANE

R.F.

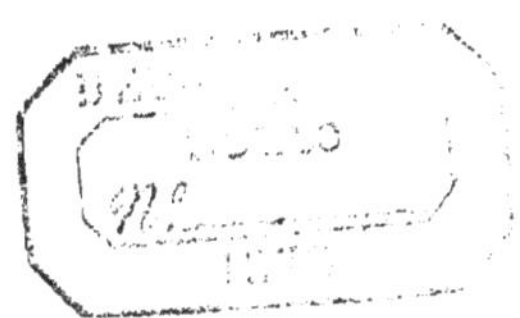

PAR

Jules JOBARD,

Docteur en médecine de la Faculté de Paris,

Ancien externe des hôpitaux.

PARIS

A. PARENT, IMPRIMEUR DE LA FACULTE DE MEDECINE

29-31, RUE MONSIEUR-LE-PRINCE, 29-31.

1878

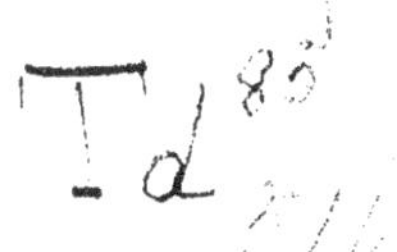

A LA MEMOIRE DE MA SŒUR

A MES PARENTS

A LA MÉMOIRE DU DOCTEUR VOILLEMIER

A MES MAITRES BIEN-AIMÉS

M. LE DOCTEUR SIMONNET

Chevalier de la Légion d'honneur.

M. LE PROFESSEUR LASÈGUE

Officier de la Légion d'honneur.

Reconnaissance et dévouement.

ÉTUDE CLINIQUE

SUR

L'ÉPILEPSIE

PAR

MALFORMATION DU CRANE

Dans la séance du 15 mai 1877, M. le professeur Lasègue fit à l'Académie de médecine sur le diagnostic de l'épilepsie une communication verbale dans laquelle il exposa le résultat de ses recherches, et proclama que l'épilepsie ne devait plus être considérée comme une névrose, mais bien comme une infirmité due à une malformation des os qui constituent le plancher de la base du crâne.

Cette proposition, qui sembla tout d'abord paradoxale, souleva de vives protestations au sein de l'Académie. Il répugnait évidemment de rompre avec le passé en dépossédant l'épilepsie du titre de maladie et de la séparer de l'hystérie avec laquelle on lui avait reconnu tant de points de contact. Aussi, dans la séance du 22 mai, M. le professeur Hardy, pensant que les idées exprimées par M. Lasègue étaient loin d'être admises par tous, réclamait une discussion, qui malheureusement n'a pas encore eu lieu.

Quelques mois plus tard, dans la séance du 27 novembre, M. Lasègue présenta à l'appui de sa communication deux malades atteints d'épilepsie, l'un depuis l'âge de 11 ans, l'autre depuis l'âge de 14 ans. Tous deux présentaient la déformation du crâne sur laquelle il avait appelé l'attention : saillie frontale droite, dépression de l'os malaire du même côté, saillie relative de l'os malaire gauche, et par conséquent mouvement de torsion de la face, obliquité de la voûte palatine, dont l'axe est dévié vers la droite. L'épilepsie s'était produite sans accidents cérébraux antérieurs, sans antécédents héréditaires. La première crise avait été soudaine et aussi intense que celles qui l'ont suivie et qui se succèdent à intervalles rapprochés.

Dans l'espace de temps qui sépara cette présentation de malades de sa communication, M. Lasègue publia un mémoire magistral ayant pour titre : De l'épilepsie par malformation du crâne. Nous aurons de nombreux emprunts à y faire dans le courant de cette thèse ; mais néanmoins nous croyons devoir en donner dès maintenant un résumé succinct.

On confond sous le nom d'épilepsie deux manifestations morbides. D'une part, les crises convulsives avec perte complète de conscience pendant l'accès, et par suite impossibilité de se souvenir non-seulement des symptômes, mais de l'existence même de l'attaque; d'autre part la maladie épileptique caractérisée par des crises comitiales revenant à intervalles plus ou moins inégaux et soumise à une évolution qui lui est propre.

Les premières sont souvent produites par l'ingestion d'agents toxiques divers. L'abus de l'alcool peut causer des crises d'épilepsie complètes, sans cependant rendre épileptique. Le traumatisme ayant pour conséquence un enfoncement du crâne, une compression cérébrale, produit aussi des crises analogues. L'épilepsie véritable aura donc sa raison d'être en dehors des deux causes précédentes : l'ingestion d'agents toxiques et le traumatisme.

L'épilepsie est une affection toujours identique à elle-même : l'épilepsie ne change pas, l'épileptique seul se transforme. L'hérédité directe de l'épilepsie est un fait exceptionnel. L'épilepsie vraie est rebelle à tous les traitements et s'améliore à peine. Elle débuterait entre douze et dix-huit ans, date d'éclosion répondant précisément à l'âge de la consolidation osseuse. Passé cette période, l'épilepsie est invariablement symptomatique d'une lésion encéphalique ou d'un traumatisme.

Je ne parle pas ici des signes extérieurs par lesquels s'accuse la malformation ou le vice de consolidation des os qui forment le plancher de la base du crâne. J'aurai à les décrire longuement.

L'auteur conclut en disant que l'asymétrie fronto-faciale est la règle toutes les fois que la première attaque est venue surprendre le malade dans les limites d'âge qu'il a assignées. Son observation ne porte pas sur quelques faits ; elle s'appuie sur des centaines de malades et a reçu le contrôle d'enquêtes sérieuses relatives à la période de la vie où l'épilepsie s'est déclarée. Sans se préoccuper de l'anatomie pathologique, il n'a envisagé que le côté clinique de la question et personne ne pouvait invoquer une expérience plus consommée du sujet.

C'est sur ce terrain que je me placerai timidement derrière mon maître ; et dans ce travail qui n'a d'autre prétention que de développer certains points du mémoire de M. Lasègue, je laisserai de côté, faute d'expérience et de matériaux, l'investigation anatomo-pathologique.

Après avoir recherché les faits qui sont épars dans la science sur les déformations du crâne dans leur rapport avec l'épilepsie, je placerai mes observations, et d'après elles je décrirai la malconformation du crâne et l'asymétrie faciale, je ferai le pronostic de la maladie et son traitement s'il y a lieu.

Mais avant de commencer, il m'est doux de payer publiquement une dette de reconnaissance envers deux maîtres dont les conseils et la bienveillante amitié ne m'ont jamais fait défaut pendant le cours de mes études médicales : que le professeur Lasègue et le Dr Simonnet reçoivent ici le témoignage de mon dévouement et de ma profonde gratitude.

Que mon ami distingué, le docteur Hutinel, reçoive également un nouveau gage de notre ancienne amitié.

HISTORIQUE

L'épilepsie a été connue dès la plus haute antiquité, et les dénominations multiples sous lesquelles l'ont désignée les anciens démontrent, pour ainsi dire, son observation journalière. C'est le *morbus major* de Celse, *morbus sorticus*, *morbus herculeus*, *caducus*, *comitialis* de Pline, *sacer*, *divus*, *astralis*, etc. Mais à cette époque nous ne trouvons rien dans la pathogénie ayant trait à la déformation du crâne.

Les théories humorales d'Hippocrate faisaient du mal d'Hercule une affection due à l'humeur pituiteuse.

Galien (1), le premier, lui reconnaît pour cause une affection primaire de la tête.

Arétée (2) est plus affirmatif lorsqu'il dit que l'épilepsie aime à vivre avec la jeunesse ; qu'envieuse de la beauté elle laisse les enfants perclus de leurs membres ou la figure contrefaite.

Ces deux citations nous prouvent que déjà des déformations avaient été observées, et de plus que l'éclosion de la maladie se faisait à une époque fixe. Quant à l'interprétation du fait, elle était demeurée inconnue à ces auteurs.

Beeucoup plus tard, Bartholin (3), dans son livre sur l'anatomie réformée, insiste sur la disposition vicieuse des sutures crâniennes : « Suturarum prava dispositio « in tribus épilepticis : In figura porro deviabant suturæ « capitis fatui cujusdam quæ omnes uno quasi clivio exal- « tatæ eminabant, præsertim coronalis, ut novam epilep- « ticorum et causam et curationem suggesserit. » (Cap. x, lib. IV.)

Le Duc avait noté un épaississement considérable des os du crâne chez les épileptiques, et pour lui l'épilepsie reconnaissait souvent pour cause une conformation particulière de la tête : « Epilepsiæ causa a conformatione « capitis singulari ut plurimum dependet. »

Pour Bonnet (4), l'épilepsie est plus fréquemment qu'on ne le pense la suite d'une malformation de la tête, « ab indecenti partium conformatione. » Il avait observé

(1) Galien. Œuvres. Traduction Daremberg.
(2) Aretée. Trad. de Renauld.
(3) Bartholonius. Anat. reformata.
(4) Bonet. Sepulcretum. Additamenta.

également des cas d'épilepsie par incurvation de la table interne du diploë.

Au commencement de ce siècle, Dumas (5) fut frappé de la physionomie extérieure de certains épileptiques; il lui sembla que chez ces malades la face était moins développée que chez les autres hommes : il mesura l'angle facial, qu'il trouva constamment au-dessous de 80°.

Tel était l'état de la question lorsqu'en 1852 M. Lunier fit paraître, dans les *Archives médico-psychologiques*, le résultat de ses recherches sur quelques déformations du crâne. Son mémoire est pour nous un document précieux à l'appui de la thèse que nous soutenons.

Parmi les causes physiques qui déterminent l'altération de l'encéphale, dit-il, il n'en est pas de plus généralement admise que la conformation du crâne. Cette cause est en même temps l'une des plus graves et doit faire redouter l'incurabilité. Aussi est-ce tout d'abord sur la conformation du crâne que se porte l'attention du médecin appelé à examiner un aliéné, un épileptique ou un idiot.

Chez les uns, le front est fuyant, déprimé, comme déjeté en arrière; chez les autres, le crâne est aplati au niveau de la fontanelle antérieure et un peu en dehors. Chez trois malades, M. Lunier a trouvé un défaut de symétrie entre les deux côtés du crâne; ce défaut de symétrie consiste presque toujours dans la proéminence de l'un des pariétaux, et plus souvent encore de l'une des moitiés du frontal.

Ces déformations ne s'observent qu'exceptionnellement dans la folie proprement dite, tandis qu'elles se rencon-

(1) Dumas. Recueil périodique de la Société médicale de Paris, 1810.

trent presque constamment dans l'idiotie et l'épilepsie ; elles se produisent principalement à l'époque où les os du crâne se réunissent par suture.

Je dois dire ici que l'auteur s'attache surtout à décrire les déformations de la voûte du crâne comme cause d'épilepsie. Mais je discuterai plus loin ce point de pathogénie.

En 1867, Solbrig (de Munich) publia un travail intitulé : *Du rétrécissement de l'entrée du canal vertébral chez les aliénés atteints d'épilepsie ou d'accidents épileptiformes.* L'auteur rencontra à plusieurs reprises à l'autopsie un degré plus ou moins considérable de rétrécissement de l'orifice supérieur du canal vertébral.

Voici l'autopsie consignée dans l'observation I de son mémoire : « Énorme épaississement de toute l'enveloppe osseuse du crâne, présentant un demi-pouce d'épaisseur en certains endroits. Les fosses de la face interne de la base du crâne étaient diminuées de profondeur et remplies en partie par le soulèvement des os ; mais ce qu'il y avait de plus frappant dans cette région c'était le haut degré de rétrécissement de l'orifice supérieur du canal vertébral. La partie postérieure de l'atlas, au lieu de former un arc, avait la forme d'un triangle à angles assez aigus, tandis que l'apophyse odontoïde portait à son extrémité supérieure une excroissance grosse comme un pois qui faisait saillie dans le canal, en rétrécissait le calibre et comprimait la moelle allongée, ainsi que le prouvait évidemment une dépression très-nettement visible sur les cordons antérieurs de cette dernière. »

En l'espace de trois ans Solbrig trouva huit autres cas, dont le dernier est particulièrement intéressant. Il s'agit d'un jeune homme de 24 ans, atteint seulement depuis 5 ans d'épilepsie et mort à la suite d'accès subintrants. Chez lui, l'orifice supérieur du canal vertébral avait la forme d'un quadrilatère, n'ayant que 24 millimètres de gauche à droite et 9 millimètres d'arrière en avant, c'est-à-dire réduit à des dimensions moitié moindres que celles de l'état normal.

Solbrig chercha à interpréter ces faits.

La physiologie expérimentale a démontré l'existence dans la moelle allongée d'un centre important des mouvements coordonnés, et certains pathologistes considèrent les troubles de fonction ou de nutrition de cet organe comme la cause prochaine de l'épilepsie et d'accès épileptiformes ; notamment Schrœder Von der Kolk, qui regarde l'hyperémie des olives comme la condition essentielle de la production de l'épilepsie. Partant de ces données, Solbrig attribue à la saillie des parois osseuses de l'orifice supérieur du canal vertébral et à la compression mécanique exercée par elle sur la moelle allongée une action excitatrice qui, en exaltant les fonctions de cette dernière, détermine l'épilepsie.

Lors de la lecture de ce travail devant la Société médico-psychologique, M. Foville déclara que depuis longtemps il avait exprimé des idées analogues sur la pathogénie de l'affection.

Cette théorie a plus d'un point de ressemblance avec celle proposée récemment par M. Lasègue et nous sommes loin ici de ceux qui considèrent l'épilepsie comme une névrose cérébro-spinale, comme une maladie *totius substantiæ*, ayant en elle la cause de sa propre existence.

Depuis le travail de Solbrig, rien n'avait été fait sur le sujet, lorsque l'année dernière M. Lasègue fit sa communication à l'Académie et publia le mémoire que nous avons déjà cité.

M. Garel, interne des hôpitaux de Lyon, au commencement de cette année étudia la valeur clinique de l'asymétrie faciale dans l'épilepsie ; et dernièrement il a été soutenu devant la Faculté par M. Vielle une thèse ayant pour titre : Considérations sur l'épilepsie associée à de certaines malformations du corps en général et de la tête en particulier.

OBSERVATIONS.

La plupart des observations que je rapporte me sont personnelles ; elles ont été recueillies dans le service de clinique de la Pitié et à Bicêtre, dans les services de MM. Legrand du Saulle et Falret; plusieurs m'ont été communiquées par mon excellent maître M. Lasègue.

Observation I

Louise Michaud (1), âgée de 17 ans, couturière. Entrée le 24 novembre 1877, salle Saint-Charles n° 35. A toujours été bien portante dans son enfance ; menstruation régulière. N'a pas eu de convulsions étant petite ; n'a jamais pissé au lit. Elle rêve tout haut la nuit, elle est d'un caractère vif et emporté.

Pas d'antécédents de famille : son père et sa mère jouissent d'une bonne santé ; elle a 4 frères et 3 sœurs bien portants.

Elle a eu sa première attaque à l'âge de 14 ans. Etant en pension elle jouait avec ses camarades, quand elle a été prise d'étourdissements ; elle a pâli, puis est tombée brusquement avec perte de connaissance.

La seconde et la troisièmes attaques sont venues à environ un mois d'intervalle, alors qu'elle était en train de coudre.

Pendant l'intervalle des crises, elle jouissait d'une santé com-

(1) Cette malade a été présentée par M. Lasègue, à l'Académie de médecine.

plète; cependant il existe une moins grande aptitude au travail et une diminution de la mémoire. Les attaques se sont répétées avec plus de fréquence : 4 à 5 fois par mois environ.

A été soumise au traitement par le bromure de potassium.

Elle entre à l'hôpital le 24 novembre.

Lorsqu'on l'examine, l'irrégularité de son visage frappe d'abord les yeux ;

La bosse frontale droite fait une saillie très-prononcée, tandis que la gauche est à peine apparente ;

L'axe de la face n'est pas vertical, mais déjeté à droite ;

L'apophyse malaire droite est normale ; par contre, celle du côté gauche est comme affaissée et portée sur un plan plus reculé ;

La face est moins étalée à gauche et se trouve dejetée en arrière ;

La voûte palatine n'est pas excavée, mais son axe est dévié vers la droite.

Voici quelques mensurations :

La circonférence du crâne, passant par les bosses frontales et au-dessus de l'oreille pour aboutir à la protubérance occipitale externe, mesure 54 centimètres.

La demi-circonférence droite de la protubérance à la ligne frontale médiane, mesure 28 centimètres, celle de gauche n'a plus que 26 centimètres ; de l'hélix à la partie médiane du front, à droite 15 centimètres, à gauche 14 ;

De l'aile du nez au tragus en passant par l'apophyse malaire à droite 11 cent. 1/2, à gauche 11.

Cette malade est soumise au traitement par le bromure de potassium. Elle quitte la Pitié vers le mois de janvier pour aller à la Salpêtrière ; elle n'avait obtenu aucune amélioration dans son état.

Observation II.

R... (Louis) (1), 19 ans, garçon marchand de vin, entré le 26 septembre 1877, lit n° 15, salle Saint-Paul à la Pitié.

Aucun cas d'épilepsie dans la famille, sa mère est morte de la poitrine, son père et sa sœur sont bien portants.

(1) Ce malade a été présenté par M. Lasègue à l'Académie.

Pas de convulsions dans son enfance, il a eu le croup à l'âge de six ans.

Incontinence nocturne d'urine à 10 ans, époque à laquelle apparaît la première attaque. Le malade est pris de convulsions toniques dans le bras droit et les muscles du cou du même côté; la face est agitée de secousses rapides. Les accès sont plus fréquents la nuit que le jour et durent au plus deux ou trois minutes. Vers l'âge de 15 ans, les attaques se produisent le jour avec une fréquence extrême : 15,18,20 fois dans la même journée, avec perte complète de connaissance. A cette époque il se rend dans son pays où le médecin le soumet au traitement par le bromure de potassium ; revient à Paris au commencement de 187 et entre à la Pitié au mois de septembre.

On constate que la bosse frontale droite est augmentée de volume ; celle de gauche est déjetée en arrière ;

Le côté droit de la face est aplati et l'apophyse malaire est renfoncée ;

Le côté gauche est saillant, de telle sorte que la face est contournée de gauche à droite ;

La voûte palatine au lieu d'être à peu près plane est fortement excavée et son axe a suivi le mouvement de torsion de l face.

Avec un compas d'épaisseur, une pointe étant appliquée sur la protubérance occipitale externe et l'autre sur une des bosses frontales, il fallut une ouverture moindre de un demi-centimètre pour atteindre la bosse frontale gauche que pour atteindre la droite.

Observation III.

Mademoiselle Pauline D..., demoiselle de magasin, âgée de 18 ans, vient consulter M. Lasègue.

N'a pas eu d'autre maladie qu'une bronchite à l'âge de 3 ans. Caractère triste ; pleurait souvent. Pas de paralysie des sphincters ; n'a pas pissé au lit ; mal réglée ; perd en blanc.

Pas de maladies nerveuses dans la famille ; la mère n'a jamais été malade ; le père est un tousseur.

Elle a eu sa première attaque à l'âge de 14 ans. Elle était en train de jouer à sa pension, quand tout d'un coup elle se sent pâlir et reste quelques instants sans se rendre compte de ce qui se passe autour d'elle ; elle n'a pas de convulsions. Les attaques d'abord éloignées reviennent tous les trois mois, tous les deux mois.

Mademoiselle Pauline D... quitte sa pension pour entrer dans un magasin ou elle est actuellement : pendant deux ans, elle prend environ 2 grammes de bromure de potassium. A 16 ans, elle a une crise plus violente avec perte de connaissance et convulsions ; dès lors les attaques deviennent très-fréquentes. La malade les a tous les jours, souvent plusieurs fois par jour : ainsi du 22 octobre au 22 novembre dernier elle, est tombée 35 fois ; du 22 novembre au 24 décembre 65 fois.

Elle vient voir M. Lasègue, qui constate que le front n'est pas symétrique ; la bosse frontale droite est plus développée que celle du côté opposé ; on sent la bosse frontale au-dessous de laquelle existe une dépression ; l'arcade sourcilière gauche est abaissée. Tout le côté droit de la face est refoulé tandis que le gauche proémine ; la fosse canine droite est déprimée et le pli naso-labial est plus marqué de ce côté. Quand la malade rit, la bouche est déviée ; la commissure droite est tirée en haut.

La voûte palatine est bien symétrique.

La circonférence du crâne, des bosses frontales à l'occiput mesure 53 centimètres ;

La demi-circonférence droite mesure 27 centimètres, celle de gauche mesure 26 centimètres ;

De l'hélix à la ligne frontale médiane, 14 centimètres à droite, 13 centimètres à gauche ;

Du tragus à l'aile du nez en passant par l'apophyse malaire, à droite 10 centimètres, à gauche 11 centimètres.

Cette jeune fille, que j'ai revue plusieurs fois depuis cette première visite, est toujours dans le même état, malgré le bromure de potassium et le nitrate d'argent qui lui ont été prescrits.

Observation IV.

(Communiquée par M. Lasègue).

Le nommé V... (Pierre), 30 ans, grand brun,, bien constitué.

Bosse frontale gauche très-saillante ; dépression médiane du front. Inégalité des deux moitiés de la face. Déviation de la voûte palatine à droite.

La mère dit qu'il a eu un accès d'épilepsie à l'âge de 6 ans ; que depuis il n'en aurait pas eu d'autres jusqu'à 21 ans, étant au service. Crises subites, tremblement, chute et cri. Excitation loquace après l'accès.

Placé au dépôt en juin 1877. Arrêté pour cris et divagations dans la rue : il s'était attaché les deux mains avec une corde et courait en criant qu'il s'était attaché pour ne pas frapper sa mère.

Placé en juin 1876. Accès subit chez le commissaire. Se précipite à la fenêtre, crie qu'il est poursuivi par des assassins : « A moi, amis ! » On a toutes les peines du monde à le maintenir. Il avait été arrêté, courant la nuit en chemise et disant qu'il allait chercher un médecin. Depuis huit jours il était très-excité. Accès subintrants répétés. Coups portés subitement à diverses personnes.

Délire maniaque à idées multiples ; étonnement. Il est le bon Dieu, les femmes sont le diable ; s'il meurt, il reviendra dans une autre peau. On ne peut pas l'empêcher de se tuer. Faible d'esprit : incapable d'un travail assidu. Alcoolisme douteux.

Observation V.

(Communiquée par M. Lasègue).

Le 20 décembre 1875, M. Lasègue examina à l'infirmerie de la Préfecture de Police le nommé D... (Charles-Eugène), âgé de 14 ans.

La première crise remonte en mai 1875; dit avoir eu des tremblements nerveux de la main gauche. Aura des bras et de la main gauche, quelques douleurs de tête.

Attaques fréquentes depuis le début. Urine rarement, se mord la langue pendant les grandes crises. Quelques vertiges probables.

Sourcil droit plus relevé que le gauche. Au niveau de la bosse pariétale droite, saillie arrondie; protubérance du diamètre d'une pièce de 5 francs. Côté droit du front en masse plus saillante. Les deux os malaires égaux.

Sur la région pariétale droite, saillie sur une ligne perpendiculaire à l'oreille, sous forme d'arète, n'existant pas du tout gauche.

Région occipitale symétrique. Développement physique et intellectuel régulier.

On croit remarquer une légère déviation de droite à gauche et d'arrière en avant du raphé palatin.

Observation VI

Le 30 décembre 1877, j'ai examiné le nommé F... (Eugène), âgé de 12 ans.

Il n'a pas fait de maladie grave étant enfant. Pas d'antécédents de famille : ses parents n'ont rien présenté du côté du système nerveux.

L'enfant est malingre et chétif et n'a pas plus d'apparence qu'un enfant de 8 à 9 ans. Conformation étroite, mais normale de la poitrine. Respiration régulière. Rien au cœur : pas de palpitations.

Il a eu sa première attaque en pension à Vincennes, il y a un mois et demi. Il est tombé subitement et brusquement à la récréation du matin : perte complète de connaissance ; mouvements désordonnés du bras gauche. Le Dr Magnan l'a mis de suite au traitement par le bromure. La seconde attaque a eu lieu un mois après et la troisième il y a six jours.

Revenu chez ses parents, on l'a amené à l'infirmerie du dépôt où il a été examiné par M. Lasègue, qui a bien voulu me le faire voir ensuite.

La face est complètement asymétrique. La bosse frontale droite fait une saillie énorme, comparable à une loupe ; au-dessous existe une dépression qui se perd dans la fosse temporale et limite en dehors le rebord orbitaire. Cette bosse frontale est plus élevée que celle du côté opposé.

L'axe des yeux n'est pas horizontal. L'apophyse malaire du côté droit est abaissée et moins saillante que celle de l'autre côté ; le côté droit de la face est moins développé que l'autre

La voûte palatine est très-excavée, ogivale ; la courbe des arcades dentaires est très-infléchie ;

De l'hélix à la ligne frontale médiane, à droite, 15 cent., à gauche, 13 cent ;

Du tragus à l'aile du nez, à droite 9 cent. ; à gauche 10 cent

Circonférence passant sur le sommet de la tête en avant des oreilles et sous le menton ... 56 cent.

Même demi-circonférence gauche, 29 c. ; demi-circonférence droite, 27 cent.

Les organes génitaux sont très-peu développés. La verge est petite, le testicule gauche est dans les bourses et a le volume d'un poids, le testicule droit ne se sent pas.

Observation VII.

La nommée Eugénie Jumeau, âgée de 15 ans, couturière, vient consulter M. Lasègue à la Pitié.

Pas de maladie aiguë dans son enfance ; a eu des gourmes jusqu'à l'âge de 14 ans, époque à laquelle elle a été menstruée. Règles normales.

Pas d'antécédents de famille. Les premières attaques ont commencé il y a six mois.

Cette jeune fille a des absences, mais ne perd pas connaissance ; ou bien lorsqu'on lui parle sérieusement elle répond à tort et à travers pendant 1[2 minute, puis se remet à la conversation. Souvent elle a des étourdissements et sa vue se trouble, surtout le matin.

On constate une déformation caractéristique ; à la vue, le côté droit du front est plus développé, tandis que le gauche est comme fuyant, la partie supérieure de la tête a subi une véritable torsion : au palper on se rend mieux compte de cet état.

Le côté gauche de la face est plus étalé ; par contre le repli naso-labial droit est plus accentué.

La voute palatine ne présente pas de déformation appréciable à la vue.

Observation VIII.

La nommée Bordeaux, 21 ans, dit avoir été épileptique depuis l'âge de 9 ans. Demi-imbécile. Attaques revenant environ deux fois par mois ; accès subintrants.

Saillie frontale gauche. Saillie du sourcil gauche.

Saillie énorme du maxillaire supérieur droit, enfoncement du gauche.

Déviation de la bouche. Oreille gauche reportée en arrière. Ligne médiane buccale inclinant vers la gauche.

Organes génitaux suffisants.

Observation IX.

(Communiquée par M. Lasègue).

Le nommé Machtigall, âgé de 26 ans, est amené à l'infirmerie du dépôt le 3 juillet 1878.

Saillie énorme de la bosse frontale droite. Strabisme convergent droit depuis l'enfance. Déviation de la bouche à droite ; déviation de la langue. Tremblement des mains.

Convulsions dans l'enfance. Répit jusqu'à 13 ans.

A 15 ans, première crise épileptique ; accès rares.

Observation X.

(Communiquée par M. Lasègue).

La nommée Emilie Lagrue, âgée de 19 ans, a été atteinte d'épilepsie à l'âge de 10 ans à 11 ans. Crises fréquentes : presque tous les jours, surtout le matin avant le premier déjeuner. Perte de la mémoire. Maux d'estomac. Crises nocturnes rares.

Il existe une saillie frontale droite avec dépression marquée du côté opposé. Elévation de l'œil à gauche. De ce côté l'apoplexie malaire est proéminente et le maxillaire est relevé ; la bouche est déviée à gauche.

Observation XI.

Le nommé Renaut (Edouard), âgé de 25 ans, est dans le service de M. Legrand du Saulle. Il a toujours joui d'une bonne santé jusqu'à l'âge de 17 ans, époque à laquelle il eut sa première attaque ; le malade l'attribue à la croissance. Pas d'antécédents alcooliques. Pas d'antécédents de famille. Les parents et ses sœurs sont bien portants.

On constate une saillie frontale gauche : aplatissement et abaissement du front du côté droit. Apophyse malaire droite abaissée. Ici la rotation de la face s'est effectuée de gauche à droite.

La voute palatine est bien conformée.

Observation XII.

Le nommé Dupont, âgé de 33 ans (service de M. Legrand du Saulle), a eu ses attaques à l'âge de 16 ans. N'a plus que son père qui est bien portant. Sa mère est morte sans avoir présenté aucun symptôme de maladie nerveuse.

Le front est asymétrique. Bosse frontale très-grosse à gauche.

Est tombé dans le feu l'an dernier et de plus porte toute sa barbe, de telle sorte qu'il est difficile d'apprécier les déviations faciales. La seule qui frappe est l'obliquité de l'axe des yeux et l'abaissement en masse de la face du côté gauche.

Il prend 3 grammes de bromure de potassium et n'a pas eu d'attaques depuis sept mois ; à Vaucluse, il a déjà été quinze mois sans tomber.

Observation XIII.

Le nommé Rousset, âgé de 21 ans, n'a pas d'antécédents de famille. Attaques fréquentes.

Saillie frontale droite ; aplatissement et élargissement du front à gauche. La ligne des yeux est oblique de droite à gauche.

Asymétrie faciale ; côté droit relevé ; côté gauche abaissé ; le repli naso-labial gauche est plus prononcé.

Voûte palatine profonde et peu étalée. Depuis un an le malade est soumis au traitement par le bromure de potassium, sans qu'on ait eu à constater d'amélioration dans son état.

Observation XIV.

(Commnniquée par M. Lasègue).

Le nommé Huyart, examiné le 3 avril 1878, est épileptique depuis l'âge de 13 ans. Sent au bout des doigts une aura par intervalles. Léger embarras de la parole. Crises environ tous les mois, de nuit ou de jour. Perte de la mémoire. Idées confuses par intervalles. Léger tremblement des mains.

La saillie frontale droite est très-accentuée ; sur elle on sent l'artère tendue et très-pulsatile ; dépression malaire à droite ; saillie correspondante à gauche. L'oreille de ce côté est plus basse que de l'autre.

Observation XV.

Bouassier (Eugène), 30 ans, apprenti opticien, a eu ses premières attaques à 15 ans ; pas de grandes attaques ; étourdissements.

Parents bien portants.

Est entré à Bicêtre en revenant du service.

Le front est asymétrique et déjeté sur la droite ; saillie gauche ; le côté gauche de la face et la commissure de la bouche sont déviés en bas.

La ligne des yeux est oblique en sens inverse, c'est-à-dire de gauche à droite.

La voûte palatine est bien conformée.

Observation XVI.

Le nommé Décimon (Ernest), âgé de 22 ans, a eu sa première attaque pendant la guerre, c'est-à-dire à l'âge de 15 ans.

Il est à Bicêtre depuis 2 ans : attaques fréquentes, perte de mémoire, embarras de la parole.

Asymétrie frontale avec saillie de la bosse frontale droite ; le côté droit de la face est remonté ; aplatissement du côté gauche. La ligne des yeux est oblique de droite à gauche.

Est en traitement depuis deux ans pas d'amélioration.

Observation XVII.

Le nommé Bolard, 18 ans, a eu ses premières attaques il y a deux ans. Attaques surtout nocturnes.

Asymétrie très-marquée ; saillie frontale gauche ; rotation de la face de gauche à droite : l'apophyse malaire droite est plus basse et moins saillante que celle du côté gauche.

Voûte palatine très-profonde, peu étalée ; la ligne médiane est oblique de gauche à droite.

Chez ce malade il existe en outre une paralysie du bras droit avec arrêt complet de développement du membre.

Observation XIX.

Estienne (Antoine), âgé de 21 ans. Pas d'antécédents de famille.

Asymétrie faciale ; le front oblique de droite à gauche, avec saillie frontale droite prédominante ; dépression gauche en coup de hache.

Obliquité de la ligne des yeux. Le côté gauche de la face est plus large, le maxillaire est reporté en arrière ; la bouche est déviée du même côté ; repli naso-labial gauche plus marqué.

Voûte palatine excavée, ogivale.

Observation XX.

Panisset, âgé de 21 ans. Débilité intellectuelle ; embarras de la parole.

Les attaques ont commencé de 14 à 15 ans.

Pas d'antécédents héréditaires.

Front bombé ; saillie frontale médiane avec prédominance gauche.

L'apophyse malaire gauche est plus rélevée que la droite ; repli naso-labial gauche très-accentué. Le côté droit de la face est comme aplati.

La voûte palatine n'est pas symétrique.

Observation XXI.

Fèron, âgé de 26 ans, teneur de livres. Maux têtes fréquents. Brusquement à l'âge de 15 ans a eu une première attaque qu'il attribue à ce qu'il a grandi trop vite,

Front énorme incliné sur la droite avec prédominance du côté droit ; la face est également inclinée à droite ; l'axe de la figure trac une ligne oblique de haut en bas et de gauche à droite ; l'apophyse malaire droite est plus éloignée du plan médian que celle de gauche.

Voûte palatine plus développée à droite ; côté gauche rétréci.

Chez ce malade manifestement l'apophyse mastoïde droite est plus en arrière que l'autre.

Prend 5 grammes de bromure de potassium. Les attaques reviennent à peu près tous les quatre jours.

Observation XXII.

C... (Charles), âgé de 27 ans. Épileptique depuis l'âge de 9 ans. Attaques nocturnes fréquentes.

Pas d'antécédents de famille. Bosse frontale droite saillante ; rotation de la face à gauche ; de ce côté, l'apophyse malaire est plus élevée qu'à droite.

Observation XXIII

Le nommé D... (Léon), âgé de 19 ans, a eu sa première attaque d'épilepsie il y a six mois ; depuis a eu des crises environ tous les mois, aussi bien le jour que la nuit.

Santé assez délicate ; signes de tuberculose avancée.

Comme déformation, on trouve une saillie marquée du frontal à gauche et un développement beaucoup plus accentué de la face du côté droit ; le maxillaire supérieur est saillant, et la bouche déviée du même côté.

Ce malheureux jeune homme, profitant de l'absence de sa mère, s'est pendu dernièrement avec une serviette de table qu'il avait mouillée et roulée comme une corde.

Je possède encore un certain nombre d'observations, mais toutes sont tellement identiques à celles que je viens de citer qu'il serait superflu de les rapporter en détail.

Qu'il me suffise de mentionner encore celle du nommé Guglieri, Julien, âgé de 20 ans, Série d'accès, Côté frontal droit plus proéminent ;

Celle du nommé François, 22 ans, épileptique depuis 2 ans, n'offrant pour toute déformation qu'une saillie frontale ;

Celle de Gori, Emile, 30 ans, avec asymétrie frontale et faciale, épileptique depuis 12 ans ;

Celle de Mlle X., jeune Américaine de 20 ans, habitant Champigny, épileptique à 18 ans et présentant une asymétrie fronto-faciale très-évidente.

Trois points principaux ressortent des observations qui précèdent : d'abord l'époque à laquelle apparaît l'épilepsie; l'absence d'antécédents héréditaires; enfin la marche et l'incurabilité de la maladie. Nous allons les passer successivement en revue.

I.

Pour ce qui a trait à l'apparition de la maladie, dans les trente observations que j'ai rapportées, pas une seule fois l'épilepsie ne s'est montrée avant 9 ans; pas une seule fois elle n'a apparu après 20 ans.

J'ai consulté au hasard une thèse sur l'épilepsie au point de vue des troubles des sens et de l'intelligence. Sur les vingt-neuf observations, qui y sont rapportées, quatorze fois la maladie s'est montrée de 12 à 18 ans; et je suis sûr que s'il n'y a pas une proportion plus forte, c'est que l'auteur n'a pas simplement étudié l'épilepsie essentielle, mais aussi les épilepsies symptomatiques de l'alcoolisme de l'empoisonnement saturnin, du traumatisme.

L'épilepsie semble donc avoir une époque de prédilection pour éclater. « L'épilepsie non traumatique, dit

M. Lasègue, ne survient pas à tout âge : son apparition n'a lieu que de 10 à 18 ans en moyenne. L'enfant réputé épileptique de naissance rentre dans une autre catégorie ; l'adulte devenu comitial plus tardivement n'appartient même pas à l'espèce. »

A cette période de la vie, c'est-à-dire de 10 à 18 ans, s'opère l'évolution de la base du crâne, de telle sorte que la conformation de la tête devient permanente. Il est facile alors de comprendre combien il importe que ce travail ne soit pas troublé dans son accomplissement ; car toute la conformation crânienne dépend de la correction de cette période de développement.

Les fonctions cérébrale et bulbaire seront assurées, si les sutures basiques se consolident symétriquement, mais il n'en sera plus de même si la réunion s'opère sous l'influence d'un état pathologique.

C'est ainsi qu'au crâne le rachitisme joue un rôle considérable; il suspend et ajourne le travail d'ossification comme ailleurs il fait l'inverse, il l'accélère et le pervertit. De là deux sortes de résultats absolument opposés : les uns retardant l'évolution des sutures, les autres l'avançant (Topinard).

S'il y a ostéite raréfiante ou condensante à l'époque du travail d'ossification, les dentelures des sutures sont envahies ; il se produit dans une étendue variable ce qui physiologiquement ne devrait exister qu'à quarante ans et au delà, des synostoses prématurées amenant le plus souvent, d'après Virchow, un arrêt de développement du crâne.

Il est très-important de considérer le siége de ces synostoses.

A la voûte, la pression arrêtée en un point reporte son effet dans le voisinage, là où elle rencontre le moins de résistance et donne lieu dans le premier point à un arrêt de développement, et dans les autres à une ou plusieurs voussures de compensation.

Les conformations vicieuses des pariétaux, de l'occipital, de la voûte, profitent de ces compensations bien connues qui en annulent en tout ou en partie les fâcheux effets.

Il n'en est plus ainsi pour les os qui se rattachent à la fois à la base et à la face, groupés autour des segments antérieurs du trou occipital, solidaires les uns des autres et subissant le contre-coup même à distance, de leurs variations de forme (Lasègue).

M. Pommerol (1) avait déjà dit que la suture sphéno-occipitale qui se soude la première était une cause d'épilepsie.

Outre cette malformation de la base du crâne et le rétrécissement du canal vertébral signalé par Solbrig, je dois mentionner pour la faire entrer en ligne de compte dans la pathogénie de la maladie la capacité du crâne des épileptiques. D'après M. Broca, la capacité moyenne du crâne d'un homme sain est de 1534 c. c.; chez les épileptiques, elle n'est plus que de 1350 c. c., et l'on comprend très-bien qu'une telle diminution de volume influe sur la production de l'épilepsie.

La malformation de la base se traduit au dehors par l'asymétrie fronto-faciale : l'une est en quelque sorte le corollaire obligé de l'autre et sert de guide dans l'appréciation de l'état de la base. L'examen extérieur du crâne et de la face s'impose donc impérieusement au médecin appelé devant un épileptique. M. Lasègue n'em-

(1) Pommerol. Des synostoses du crâne. Th. Paris, 1869.

ploie que la vue et le palper pour apprécier les déformations quand elles existent.

J'ai essayé en prenant des points de repère déterminés de me servir de la mensuration ; bien que ce procédé ne puisse avoir rien d'absolument précis, j'en ai retiré un certain avantage en ce sens que je pouvais évaluer par un chiffre, qui fixait plus mon attention, la différence entre les deux côtés de la face ou du front.

La déformation la plus fréquente est la saillie fro ale droite, de beaucoup plus commune que celle du côté gauche : pour la constater par le toucher, M. Lasègue recommande d'appliquer simultanément les deux mains sur le front du malade et d'exercer un palper répété et attentif; par la vue il fait renverser la tête en arrière, de manière à ce que la partie moyenne du frontal se dessine comme ligne d'horizon.

Il y a rotation de la face du côté opposé à la saillie frontale : c'est le cas le plus fréquent ; plus rarement le front et la face sont déviés du même côté. En même temps qu'il y a rotation de la face, il y a saillie correspondante de l'apophyse malaire. Les deux apophyses malaires parfois ne sont pas sur la même ligne horizontale, et tandis que l'une est saillante, l'autre demeure sur un plan plus postérieur : il en est de même de l'obliquité des yeux qui sont tantôt abaissés, tantôt élevés.

Les deux côtés de la voûte palatine offrent quelquefois des courbures différentes : le plus souvent il y a une concavité plus grande d'un côté que de l'autre, dans d'autres cas le palais a un aspect anguleux ou bien ogival ; l'arête qui trace la ligne médiane est plus ou moins oblique dans un sens ou dans l'autre suivant que la rotation de la face s'est faite à droite ou à gauche. En général, la voûte palatine est plus profonde chez les épileptiques et les arcades dentaires sont plus rapprochées.

Enfin, chez le malade qui fait le sujet de l'observation XXI, j'ai très-bien apprécié la différence qui existe dans la situation des apophyses mastoïdes par rapport à un plan horizontal passant par l'une d'elles.

M. Garel, de Lyon, mentionne une déviation plus ou moins marquée du nez. Cette déviation existerait tantôt à droite, tantôt à gauche; il l'a observée 13 fois sur 50 malades. Il n'est nulle part question ici d'une déviation due à une direction vicieuse de la partie cartilagineuse, mais bien d'une déviation due à une malformation des os propres du nez.

II

La plupart des auteurs considèrent l'épilepsie comme une névrose sur le développement de laquelle l'hérédité joue un rôle considérable. On retrouve l'hérédité dans un tiers des cas, dit le professeur Jaccoud; tantôt elle se fait sentir sur plusieurs générations successives, tantôt elle épargne une ou même deux générations et frappe celle qui vient ensuite. Si nous nous reportons à nos observations, nous ne trouvons pas d'antécédents de famille chez les malades qui sont atteints d'épilepsie; dans la grande majorité des cas, l'épilepsie a éclaté brusquement, soudainement, sans qu'aucune parenté ou alliance douteuse ait pu en faire craindre l'apparition. Nous sommes donc en droit de dire que, d'après les faits que nous avons observés, l'épilepsie n'est pas héréditaire.

Cette opinion est loin d'être nouvelle. Louis, le secrétaire perpétuel de l'Académie royale de chirurgie, rejette d'une manière absolue l'existence de l'épilepsie héréditaire.

Deussin-Dubreuil (1) combat la notion de l'hérédité de l'épilepsie.

Tissot ne va pas aussi loin : il dit que certains auteurs affirment cette hérédité et ajoute qu'il est possible qu'il en soit ainsi ; mais il ne paraît pas en avoir observé aucun exemple ; il cite, au contraire, des cas où des parents épileptiques ont donné le jour à des enfants sains.

Bastos (2) n'admet également la transmission héréditaire que comme exceptionnelle.

A une époque plus rapprochée, Beau (3), Gintrac, Leuret, Valleix (4), n'ont trouvé parmi les ascendants des épileptiques observés par eux qu'une si faible proportion de cas d'épilepsie qu'ils hésitent à considérer l'influence de l'hérédité comme démontrée.

M. Delasiauve (5) est arrivé non pas à rejeter mais à rétrécir la sphère de transmissibilité de l'épilepsie.

M. Legrand du Saulle n'admet l'influence de l'hérédité que dans le douzième des cas ; passé cette proportion, il n'a plus trouvé d'antécédents de famille auxquels il pouvait rattacher directement la maladie.

M. Lasègue est plus affirmatif. Maladie d'évolution, l'épilepsie n'est pas héréditaire, et les statistiques ont suffisamment prouvé que l'engendrement direct est l'exception. Je ne peux mieux faire que de transcrire textuellement ce passage de son mémoire :

(1) Doussin-Dubreuil. De l'épilepsie, p. 163.

(2) Bastos. Th. Paris, 1824.

(3) Beau. Arch. méd., t. XI.

(4) Valleix. Guide du médecin praticien, 1re édition, t. XIX, p. 696.

(5) Delasiauve. Traité de l'épilepsie, p. 189.

« La formule de l'hérédité épileptique, si elle existait, serait celle de toute généalogie. « Epilepticus autem genuit epilepticum. » L'épilepsie se transmet si rarement que jamais un dicton populaire n'aurait osé dire : « A père « épileptique fils épileptique » ; à plus forte raison un aphorisme médical. Sous ce rapport, l'épilepsie se rapproche, et l'on ne saurait y voir une simple coïncidence de la surdi-mutité par vice de conformation.

« Est-ce à conclure que l'épilepsie se produit par une génération spontanée et n'emprunte rien aux ascendants? Bien s'en faut. Elle est, au contraire, une des maladies sur la genèse desquelles la santé des parents a le plus d'influence, mais par voie détournée, comme pour la surdi-mutité.

« Qu'on fasse enquête sur les familles dont les épileptiques vrais sont issus, on trouve un nombre limité de cas collatéraux. Les ascendants, quand ils ont présenté des troubles maladifs, étaient atteints des affections les plus diverses du système nerveux, de la bizarrerie à l'aliénation confirmée; ils avaient contracté des mariages consanguins; ils s'étaient livrés à des débauches de tout genre; ils appartenaient à une race, pour mieux dire à une tribu, de dégénérés, ou ils avaient eux-mêmes inauguré la déchéance : alcooliques, vicieux, vagabonds, déclassés de n'importe quelle classe de la société.

« Les ascendants irresponsables comptent dans leur progéniture des idiots, des infirmes et des difformes, enfants mal venus sans qu'on trouve la raison de cette imperfection génitale. »

Si j'ai cité ce long passage, c'est parce qu'il contient toute la vérité sur l'étiologie de l'épilepsie essentielle.

Nous y voyons en effet des cérébraux à divers degrés donner naissance à des épileptiques. C'est ainsi qu'un homme atteint de maladie mentale ou affecté de troubles cérébro-spinaux d'origine alcoolique engendrera un épileptique. Mais de même que l'homme cérébral peut donner naissance à un fils épileptique, de même le père ou la mère épileptique peut engendrer, suivant le hasard des transformations héréditaires, un enfant irréprochable, idiot, infirme ou aliéné prédestiné. Il n'y a pas là comme on le voit l'hérédité épileptique directe, mais seulement une sorte d'influence. Il faudrait singulièrement défigurer le sens des mots, dit M. Lasègue, pour appeler ces modes de transmission : hérédité épileptique.

III

L'épilepsie essentielle ne survient pas à tout âge, mais se manifeste dans une période variable de 10 à 18 ans; maladie d'évolution, elle n'est pas héréditaire. Il nous reste à parler de sa marche, de sa manière d'être, et à en tirer des conclusions au point de vue du pronostic et du traitement.

Tout d'abord on est surpris du début brusque et soudain d'une affection que rien ne fait prévoir. C'est en général au milieu de la santé la plus florissante que la maladie se montre : le malade est frappé fatalement et à partir de cet instant il est ce qu'il sera toujours; il entre de plein pied dans une maladie qui, du premier coup, le touche avec violence.

C'est généralement en pension à l'heure de la récréation que le jeune homme est atteint pour la première fois, sans qu'il ait reçu d'avertissement. Aussi croyons-nous que l'aura est beaucoup moins fréquente qu'on n'incline à le penser généralement et que le cri initial prémonitoire est une rareté. J'ai eu souvent l'occasion d'observer depuis déjà cinq ans une épileptique que ses attaques viennent surprendre au milieu de ses occupations. Rien ne l'avertit qu'elle va tomber; jamais je ne l'ai entendu jeter un cri.

L'épilepsie ainsi confirmée ne se modifiera plus par les progrès de la vie ni par les transformations du tempérament. Les attaques vont se succéder avec une monotomie terrifiante. Rien de précis dans l'époque de leur apparition, mais la dixième sera semblable à la première qui elle-même ressemblera à la centième, et s'il survient des aggravations elles ne seront pas dues à l'épilepsie, mais bien à des complications cérébrales.

L'attaque initiale n'est ni plus longue ni plus courte que les autres, et lorsqu'on est devant un épileptique en état de mal, il est absolument impossible de dire si on assiste à la première attaque ou à la vingtième.

L'épilepsie n'a donc nullement les allures d'une maladie ordinaire ; qui pourrait par exemple lui assigner une période de début, une période d'état et une de déclin? Qui pourra dire qu'à tel jour on observera tel symptôme comme le médecin le fait pour une fièvre typhoïde ou une rougeole confirmée ?

Pourquoi demeure-t-elle invariable dans sa manifestation essentielle : l'attaque?

« C'est, dit M. Lasègue, que la grande épilepsie n'est pas une maladie, mais une infirmité ; autant elle s'écarte des règles qui commandent aux malades, autant elle obéit à celles qui s'imposent aux infirmes : l'immobilité invariable, l'incurabilité. Dès qu'on l'envisage sous cet aspect ce qui était complexe devient simple, ce qui était obscur s'éclaircit. »

Cette manière de concevoir l'épilepsie comme une infirmité liée à une malformation du crâne rend, en effet, bien compte des allures de l'affection : la soudaineté du début, son uniformité symptomatique et son immuabilité.

Le pronostic devient alors très-grave, car cette forme d'épilepsie est implacable : elle ne guérit jamais.

Déjà Van Swiéten avait dit que l'épilepsie est absolument incurable, le médecin n'étant pas plus capable d'empêcher la maladie de se développer, au temps marqué pour son évolution, qu'il ne peut s'opposer à ce que les dents et la barbe ne poussent quand le moment est venu.

Aujourd'hui plus que jamais cette assertion est vraie, car avec la malformation du crâne et l'asymétrie faciale, quelle guérison peut espérer la thérapeutique. La cause qui excite le bulbe ne peut être enlevée par le médicament. C'est un vice de conformation contre lequel vient échouer les ressources de la matière médicale.

Est-ce à dire néanmoins qu'il faille rester dans l'inaction ? Nous ne le pensons pas, car l'épilepsie essentielle aussi bien que les épilepsies symptomatiques, exige pour se produire le concours de deux facteurs : un organe excité, le bulbe ; et un excitant : la malformation osseuse. Contre cette dernière, nous sommes impuissants, mais nous avons prise sur le bulbe dont nous devons combattre l'excitabilité. Nous ne guérirons pas ; mais par l'intervention thérapeutique nous pouvons espérer retarder ou suspendre les attaques sans aller au delà.

C'est au bromure de potassium qu'il faut s'adresser : s'il n'est pas un spécifique contre l'épilepsie, du moins il agira à titre de palliatif, car il diminue l'irritabilité bulbaire.

Ce qui précède ne s'applique, bien entendu, qu'à l'épilepsie que nous avons appelée essentielle, car les formes symptomatiques de la maladie sont curables. On connaît des cas de guérison d'épilepsie due à un enfoncement du crâne et suspendue par le trépan ; d'épilepsie de nature syphllitique et guérie par les spécifiques. Dernièrement, M. Lépine a rapporté deux cas d'épilepsie survenue à la suite d'écarts habituels de régime chez des individus très-sanguins ; la maladie à cédé aux émissions sanguines et à un régime sévère.

L'épilepsie alcoolique est susceptible également de guérir. J'en ai observé cette année un cas remarquable à la Pitié : je vais en rapporter l'observation.

Observation XXIV.

Le nommé X..., âgé de 30 ans, boulevard de la Gare, entre à la Pitié dans le service de M. Lasègue, vers la fin de janvier 1878.

N'a jamais été malade dans son enfance. A l'âge de 14 ans, il travaillait dans l'Yonne, chez ses parents qui étaient vignerons ; déjà à cette époque il buvait 2 litres et demi par jour, et plus pendant les vendanges.

Parti comme soldat, dans les garnisons du Midi où il fut envoyé, il buvait beaucoup de vin. En Afrique, il se mit à boire l'absinthe, et commença à cette époque à avoir de temps en temps des maux de tête et quelquefois des éblouissements.

Libéré du service, il vint à Paris où il acheta un commerce de vin : ce qui l'aida à satisfaire son goût pour la boisson.

Il eut alors des maux de tête très-fréquents et tellement violents qu'il ne pouvait plus dormir.

Le matin, il avait des pituites dès qu'il se mettait sur son séant.

Il y a deux ans et demi, étant en train de servir un client, il perdit connaissance pendant quelques minutes et tomba à la renverse ; il n'avait pas eu de vertiges auparavant. Six mois après, il eut un accès semblable. Comme il continua toujours à boire, il fut pris des mêmes attaques qui lui revinrent tous les deux mois, tous les mois ; le mois dernier il fut pris de deux accès en quinze jours. Il n'eut jamais d'autre symptôme prémonitoire que le mal de tête qui durait quelquefois un jour et une nuit, puis l'attaque survenait le lendemain. Il se mordait la langue et rendait de l'écume par la bouche.

Après le 1er janvier, il fut pris d'une attaque plus violente que les autres ; perdit connaissance, se coupa presque complètement la langue, et en revenant à lui fut pris d'un délire furieux.

C'est dans cet état qu'il fut amené à la Pitié, où on le tint en observation pendant plus de deux mois. L'accès d'alcoolisme aigu disparut assez rapidement.

Quand il quitta l'hôpital, il était très-amélioré au point de vue de son alcoolisme chronique : le tremblement avait beaucoup diminué et le mal de tête n'existait plus. Pendant son séjour à l'hôpital, il n'eut pas une seule attaque d'épilepsie. Deux mois après je l'ai revu à son comptoir de marchand de vin ; cet homme n'avait pas eu de nouvel accès ; il avait renoncé, paraît-il, à ses habitudes d'ivrognerie.

En terminant, je dois signaler un point spécial. Dernièrement a été soutenue à la Faculté une thèse sur l'épilepsie associée à certaines malformations du corps en général et de la tête en particulier.

A côté des déformations céphaliques, M. Vielle dit qu'on rencontre aussi chez les épileptiques des difformités corporelles produites les unes par arrêt de développement, les autres par atrophie. Il rapporte le cas d'une jeune fille épileptique depuis l'âge de douze ans, entrée dans le service de M. Audhoui qui, longtemps avant la première attaque sans cause connue, vit son membre abdominal gauche arrêté dans son développement, rester plus court et moins épais que son congénère; et il se demande quelle relation il faut voir entre ce défaut de développement et l'épilepsie.

Sans ajouter de commentaires, je ferai remarquer que j'ai cité une observation en rapport avec la vue émise par l'auteur de cette thèse : elle porte le nº 17; et que le professeur Rose a communiqué à la Société des médecins de Zurich un fait d'atrophie concentrique de l'humérus droit chez un épileptique.

CONCLUSIONS.

1° L'épilepsie vraie, la seule que j'ai eue en vue, ne débute pas à tout âge. Elle éclate de dix à dix-huit ans.

2° L'épilepsie franche à date d'éclosion fixe échappe à toutes les lois pathologiques en tant que maladie ; c'est une infirmité due à une malformation ou à un vice de consolidation des os qui constituent le plancher et la base du crâne.

3° Cette malformation se manifeste par l'asymétrie fronto-faciale, qu'il ne faut pas confondre avec les asymétries crâniennes.

4° L'épilepsie, maladie d'évolution, n'est pas héréditaire.

5° L'épilepsie ne guérit jamais.

Paris, A. Parent, imprimeur de la Faculté de Médecine, rue Mr-le-Prince, 31

www.ingramcontent.com/pod-product-compliance
Lightning Source LLC
LaVergne TN
LVHW012021160826
845678LV00002B/962
* 9 7 8 2 3 2 9 6 6 0 0 1 1 *